MÉMOIRE

SUR

LE RAGLE.

Paris. — Imprimé par E. THUNOT ET Cᵉ, 26, rue Racine.

MÉMOIRE

SUR

LE RAGLE

OU

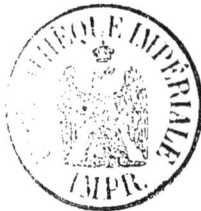

HALLUCINATION DU DÉSERT

ADRESSÉ A L'ACADÉMIE DES SCIENCES

PAR

M. LE COMTE D'ESCAYRAC DE LAUTURE

Membre de la commission centrale de la Société de Géographie,
de la Société Asiatique de Paris, de la Société Orientale,
Chevalier de la Légion d'honneur.

⋘——⋙

Prix : 50 c.

⋘——⋙

PARIS.

LIBRAIRIE
DE J. DUMAINE
rue et passage Dauphine, 30

LIBRAIRIE
DE FRIEDRICH KLINCKSIECK
rue de Lille, 11

—⋅⋅—

Mars 1855.

MÉMOIRE SUR LE RAGLE

ou

HALLUCINATION DU DÉSERT.

—◆◈◈◈◆—

Un voyageur pressé d'atteindre le terme éloigné de
ses fatigues marche nuit et jour; accablé de lassitude,
il ne tarde pas à être pressé par le sommeil ; sa volonté
se roidit contre les exigences de sa nature, une lutte
s'engage, et cette succession naturelle de repos et de
veille, qui est la condition ordinaire de la vie, fait
place chez lui à un état particulier qui n'est plus ni le
repos ni la veille. Ses yeux sont ouverts, son oreille
perçoit les sons, sa main sent et agit, son esprit rai-
sonne, et pourtant notre voyageur est le jouet des hallucinations les plus bizarres.

Le terme d'hallucination est trop général pour
désigner bien ce phénomène. Celui d'hallucination
du désert a l'inconvénient de faire supposer qu'il
ne se produit que dans le désert, et celui d'employer deux mots à la représentation d'une seule
idée.

Je proposerai en conséquence de faire passer dans
notre langue le nom arabe de ce phénomène, nom bref

sonore et d'une articulation facile. Ce nom est *ragl*, il s'écrit avec un *ré*, un *kaf* (1) et un *lam* رَقْل. Nous pourrions l'écrire *ragle*, ce qui serait plus conforme à nos habitudes orthographiques.

Les Arabes emploient l'accusatif adverbial *raglan* رَقْلًا (*id est* en ragle), pour désigner celui qui est sous l'influence du ragle.

Le verbe *ragala* رَقَلْ signifie, il a subi l'action du ragle. Ce verbe, à sa quatrième forme, a la significa-tion de, il a traversé le désert, il a marché rapide-ment, etc.

Peut-être pourrions-nous adopter le verbe *ragler*, dont le participe présent serait *raglant*, de même va-leur que l'arabe *raglan*.

Il serait avantageux d'employer les mêmes termes que les Arabes à la désignation d'un phénomène dont nous n'avons guère à nous entretenir qu'avec eux.

Il est rarement donné aux habitants de l'Europe d'observer le ragle, à part quelques courriers expé-diés à franc étrier à de grandes distances, et quelques étudiants qui, voyant avec inquiétude approcher le jour des examens, emploient leurs nuits à repasser ce qu'ils ont appris ; on peut dire que ce phénomène

---

(1) Dans ce mot le *kaf* se prononce comme un *g* dur ; c'est en réalité une lettre affectée de polyphonie, elle est articulée par les Arabes comme un *k* guttural dans les mots *kouran* (coran), *hakk* (vérité, Dieu), et comme un *g* dur dans les mots *goum* (levée, troupe), *garn* (corne). Les lecteurs du Coran en font toujours un *k* guttural, les Égyptiens en font un *k* légèrement aspiré et semblable au *c* dur des Toscans.

n'est connu que des soldats et ne se manifeste à eux qu'en temps de guerre et dans des circonstances peu ordinaires, comme les marches de nuit, les veilles prolongées en temps de siége, le qui-vive perpétuel d'une armée dont les campements sont menacés chaque nuit ou insultés sans cesse par un ennemi insaisissable.

Les soldats n'écrivent guère leurs impressions; les voyageurs, plus complaisants pour eux-mêmes, les écrivent volontiers, mais ayant en général soin de se fatiguer peu, ils ne connaissent le ragle que par ouï-dire, et nous en donnent un portrait peu ressemblant. Ils ont pour la plupart si peu d'idée de ce phénomène qu'ils le confondent généralement avec le mirage.

Lorsque je voyageais à dromadaire dans le Belad el Soudan, il m'arriva plus d'une fois de faire d'une seule traite un voyage de cinq journées de marche ordinaire. Je passais alors en route trois nuits et deux journées, et la fatigue causée par une si longue privation de sommeil produisait chez moi toutes les hallucinations du ragle. Je ne songeai malheureusement pas à cette époque à noter toutes mes impressions, et je n'en conservai qu'une réminiscence générale que j'ai consignée en ces termes dans un livre intitulé *le Désert et le Soudan :*

« J'ai souvent souffert de la privation de sommeil qui est la plus cruelle de toutes; peu à peu je sentais le trouble se mettre dans mes idées; c'est en vain que je parlais avec mes guides, que je chantais, que je descendais pour marcher un peu, que je m'aspergeais le visage d'eau fraîche, il me semblait bientôt que l'horizon s'élevait autour de moi comme une muraille, le ciel formait à mes yeux la voûte immense d'une salle fermée de tous côtés, les étoiles n'étaient plus que des milliers de lampes et de lustres destinés à éclairer cette salle; puis mes yeux se fermaient, ma tête se penchait, et tout d'un coup, sentant que je perdais l'équilibre, je me rattrapais à ma selle et cherchais en chantant à écarter de nouveau l'ennemi qui m'assiégeait sans cesse. » (*le Désert et le Soudan*, liv. V, ch. v.)

Je ne songeais point à revenir sur cette description exacte, mais très-incomplète, lorsque l'occasion m'a été donnée, sinon de faire du ragle une étude plus étendue, de moins de réveiller d'anciens souvenirs.

Voulant dernièrement rejoindre à Suez M. Ferdinand de Lesseps et visiter avec lui ce port, dont la création d'un canal des deux mers peut changer la face, je partis du Caire sur un dromadaire de la poste. Ce voyage très-court, car il employa un peu moins de trente heures, n'eût certainement pas donné chez moi naissance au ragle, si je ne me fusse trouvé dans des circonstances physiologiques toutes particulières. Je venais d'être malade et n'étais pas encore parfaitement rétabli ; un malentendu fut cause que je n'emportai point de vivres et ne pus m'en procurer en route. Depuis deux ans je n'étais pas monté à dromadaire ; enfin, ayant quitté le Caire assez tard dans la soirée, je me trouvai passer deux nuits sans sommeil; le ragle se développa avec assez d'intensité pendant la seconde nuit, j'en causai avec les gens qui me conduisaient, je retrouvai mes souvenirs, et les réflexions que ce sujet intéressant m'inspira me conduisirent à quelques considérations générales, à une sorte de théorie du ragle, dont j'ai l'honneur de soumettre l'exposition au jugement suprême de l'Académie des sciences.

Une longue privation de sommeil et la fatigue qui en résulte sont les causes ordinaires du ragle, qui peut se développer aussi sous l'influence d'une soif excessive, de la faim, peut-être même du chagrin, de la crainte, etc.

Les sens sont émoussés, leurs perceptions deviennent confuses et ne satisfont pas l'esprit, qui cherche à les compléter; une sensation imparfaite sert de point de départ et devient le rudiment sûr lequel s'élèvent les constructions de la fantaisie; l'enchaînement des idées accomplit cette transformation, qui a lieu suivant la pente des aspirations habituelles du sujet ou dans le sens de ses préoccupations du moment.

Les aberrations peuvent se rapporter à la vue, à l'ouïe, au goût, à l'odorat, peut-être même au toucher. Celles de la vue sont de beaucoup les plus fréquentes. L'œil, en effet, est celui de nos organes que nous exerçons le plus, qui a le plus besoin de repos, l'obscurité complète lui fournirait ce repos; il se fatigue au contraire davantage à chercher au sein d'une demi-obscurité, de ce qu'on a appelé des ténèbres visibles, le détail ou la véritable forme des objets. Nos autres sens sont rarement soumis à une cause analogue de fatigue. Le cas peut se présenter pour l'ouïe, lorsqu'au milieu du tumulte d'un com-

bat, à travers le grondement de l'artillerie, l'éclat de
la mousqueterie, l'ébranlement communiqué au sol
et à l'air par le galop des chevaux et le roulement des
voitures, à travers les cris des blessés, les appels qui
se heurtent et se confondent, le bruit des tambours,
le vacarme des clairons, le soldat cherche vainement,
avec une attention soutenue, à distinguer la voix de
ses chefs.

La nature des aberrations ne présente pas, pour
un même sujet et dans les mêmes circonstances, une
grande variété. En général, pour ce qui concerne la
vue, les pierres deviennent des rochers ou des édi-
fices ; les traces des animaux, les ornières donnent à
la route l'apparence d'une terre labourée ou d'une
prairie. Les ombres portées, lorsqu'il y a clair de
lune surtout, figurent des puits, des précipices,
des ravins ; des ombres moindres présentent l'aspect
d'êtres animés ; on voit passer devant soi de longues
files de chameaux, des voitures, des troupes nom-
breuses, des bataillons dont on distingue les uni-
formes.

On voit encore souvent s'élever devant soi et autour de soi toute une forêt d'arbres très-minces et peu
touffus, mais d'une grande hauteur, et dont le feuil-
lage cache une partie du ciel, sans voiler pourtant les
étoiles : dans un désert parfaitement aride, cette aberration me paraît trouver son rudiment dans les petits
vaisseaux plus ou moins engorgés de la cornée trans-
parente.

Suivant que l'œil est plus ou moins ouvert, ces
objets prennent des apparences différentes.

Les images ne paraissent souvent pas être éloignées de l'œil de plus de cinquante centimètres à un mètre ; elles ne s'en rapprochent pas davantage, à ce que je crois. Il m'est arrivé de traverser des murailles qui reparaissaient toujours devant moi ; mon bras allongé plongeait dans la maçonnerie, mon corps ne la rencontrait jamais, elle s'ouvrait pour lui donner passage.

Une aberration très-fréquente est le redressement des surfaces horizontales, des treillis s'élèvent aux côtés de la route. L'horizon devient un mur, ou une enceinte, ou une immense cuve ; quelquefois il semble qu'on se trouve au milieu d'un cratère, au milieu du val del Bove, ou de quelque gorge resserrée des Alpes. Un fait d'une nature analogue est la transformation de la partie du ciel qui est devant nous en une longue et étroite bande de gaze.

A propos du redressement des surfaces horizontales, je m'exprimais ainsi dans *le Désert et le Soudan* : « Nous rapportons toujours les perceptions de notre vue aux effets de la lumière à laquelle nous sommes le plus habitués ; c'est pour nous celle qui, dans nos climats, se produit pendant le jour. Cette lumière, qui se reflète vivement sur les plans horizontaux, laisse les plans verticaux dans l'ombre ; toute surface peu éclairée est dès lors considérée *à priori* par nous comme un plan vertical, et la nuit ne nous offrant que des surfaces obscures terminées par des traits confus, nous n'y reconnaissons plus des plans horizontaux. » (*Le Désert et le Soudan*, livre Ier, ch. v.) C'est un fait de mirage.

Les rochers, les maisons et tous les objets qui
présentent une surface verticale, paraissent plus
élevés qu'ils ne le sont, sans paraître plus larges;
une maison d'un étage paraît en avoir au moins
deux.

Le rudiment de toute aberration étant nécessaire-
ment une perception confuse, il est facile d'en con-
clure que la perception des objets éclairés ou lumi-
neux ne donnera naissance à aucune aberration, à
moins, bien entendu, que l'éclat de ces objets ne
puisse pas être soutenu par l'œil.

C'est pourquoi dans le ragle, si l'on se trompe
quelquefois sur la nature des étoiles, on ne se trompe
jamais sur leur nombre, leur situation, leur gran-
deur.

Le ragle se manifeste quelquefois le matin, le soir
et même en plein jour; dans ce cas, l'aberration de
la vue est occasionnée par l'éclat insupportable d'une
lumière éblouissante. Le phénomène est alors habituellement compliqué du mirage que j'appelle de la
première espèce, à savoir : indécision sur la forme et
la dimension des objets, déplacement et flottement
des images.

Les aberrations de l'ouïe, beaucoup plus rares que
celles de la vue, atteignent surtout ceux qui sont à
jeun, les voyageurs soumis à l'influence du simoun,
dont les oreilles sont fatiguées par le vent, irritées par
le sable, les gens sujets aux bourdonnements d'o-
reille, les fiévreux qui ont eu recours au sulfate de
quinine, etc.

Des sons réels confusément perçus sont transfor-

més par l'imagination, le frôlement des herbes du
désert, le choc d'un caillou, le mugissement du vent,
deviennent des chants mélodieux, des cris de dé-
tresse, le grondement de la foudre, des coups de
fusil, etc., etc.

J'entendais une nuit le tictac d'un moulin; j'eus
de la peine à me rendre compte de l'origine de ce
bruit; j'y arrivai cependant : c'était la boucle de mon
ceinturon qui frottait sur le pommeau de la selle où
j'avais accroché mon sabre, suivant l'usage du désert.

On se représente facilement ce que peuvent être
les aberrations de l'odorat et du goût. J'aurai l'occasion d'en citer bientôt un exemple.

J'ai dit que cet enchaînement d'idées a lieu suivant
la pente des aspirations naturelles du sujet, ou dans
le sens de ses préoccupations du moment.

Les aspirations naturelles d'hommes appartenant
à la même race, ayant reçu une éducation à peu près
pareille, ne sauraient différer beaucoup; il en sera de
même de leurs préoccupations lorsqu'ils se trouveront
soumis à l'empire des mêmes circonstances. De mêmes rudiments seront pour eux la source d'aberrations semblables ou à peu près semblables. Aussi
arrive-t-il presque constamment que des voyageurs
pris simultanément de ragle voient se dérouler devant
eux les mêmes images : si l'un voit des montagnes,
l'autre en verra aussi; si l'un voit une maison, l'autre
verra également une maison.

Toutefois, les montagnes de l'un et les montagnes
de l'autre, la maison de l'un et la maison de l'autre

pourront différer les unes des autres et différer nota-
blement.

Un de nos archéologues les plus érudits traversait,
avec un habile paysagiste, le désert de Suez : tous deux
furent pris de ragle ; se rendant mutuellement compte
de leurs impressions, ils reconnurent qu'elles étaient
pareilles, et ils en restèrent surpris. De temps en temps
l'un de nos deux voyageurs disait à l'autre : Je vais
vous dire ce que vous voyez : vous voyez telle chose.
Et la description qu'il faisait des images vues par son
compagnon se trouvait parfaitement juste.

Chez des gens de race et d'éducation différentes,
les hallucinations présenteront, dans les mêmes circonstances, une certaine analogie, mais elles seront
rarement semblables. Ainsi, un Bédouin qui n'aurait
jamais vu d'arbres, et il y en a beaucoup dans ce cas,
ne saurait voir s'élever autour de lui une forêt : là où
nous verrons une voiture, l'Arabe verra un chameau ;
là où nous verrons un clocher, il verra un minaret, et
ainsi de suite.

Une forte préoccupation a sur la nature des hallucinations une influence remarquable ; j'en citerai
quelques exemples.

Un médecin distingué qui se trouvait au Caire
fut appelé de nuit aux Pyramides pour donner ses
soins à un voyageur grièvement blessé. Il partit ;
mais le sommeil appesantissait ses paupières, l'impa-
tience d'arriver assez à temps pour arracher un malheureux à la mort lui faisait trouver la route d'une
longueur excessive. Préoccupé du moment où il ver-
rait distinctement les pyramides se dresser devant lui,

il ne tarda pas à les voir surgir du sein des ténèbres,
et il allait les atteindre quand elles firent place au
vide ; il les revit encore, elles s'évanouirent de nouveau, et cette vision se renouvela plus de vingt fois
en deux heures, sans qu'il lui fût possible de s'en dé-
barrasser.

Un des plus récents martyrs de la science, James
Richardson, s'était perdu dans le désert. « J'étais
» accablé de fatigue (dit-il dans la relation de son
» voyage), mes sensations ressemblaient à celles d'un
» homme ivre (*my senses began to reel like those of a
» drunken man*) ; tantôt je croyais entendre des voix
» qui m'appelaient, tantôt je voyais des lumières,
» tantôt encore un homme à dromadaire envoyé à ma
» recherche, et ce qu'il y avait de plus singulier, c'est
» que toutes ces impressions étaient d'une vérité com-
» plète ; elles appartenaient bien à ce monde, non à
» un monde surnaturel. (Je ne m'en étonne pas.) Je
» voyais à chaque instant des gens qui me cher-
» chaient ; je les entendais m'appeler sans relâche :
» Yakob ! Yakob ! J'étais d'autant plus le jouet de ces
» illusions qu'il faisait grand jour et que je ne croyais
» qu'aux déceptions de la nuit ; chaque bouquet
» d'herbe, chaque buisson, chaque butte de sable de-
» venait un chameau, un homme, un mouton, un être
» animé, etc. » Dans les tristes circonstances où il se
trouvait, la préoccupation constante de James Richardson était de retrouver sa caravane : de là toutes
les hallucinations dont il parle.

Je fis rencontre, il y a près de quatre ans, dans le
désert des Bycharas (entre Soaken et Berber), d'un

noir qui s'y était égaré. Depuis une soixantaine
d'heures, ce malheureux n'avait rien pris. En proie
au ragle, il n'apercevait autour de lui que des sources
d'eau vive, dont il croyait s'abreuver sans cesse ; l'air
sec du désert lui apportait des effluves humides ; il
marchait avec précaution sur le sable, se croyant sur
un sol détrempé. Quelquefois il apercevait le Nil et
le sentait ; il courait alors ou se traînait jusqu'à ce
que ses forces vinssent à le trahir. Cet homme ne dormait pas ; il n'était pas le jouet de rêves, mais d'hallucinations ; il avait beaucoup de fièvre, mais le délire avait commencé avant la fièvre.

On se demandera peut-être comment ce noir pouvait s'imaginer qu'il s'abreuvait, alors qu'il se trouvait
au centre d'un désert aride et environné d'une atmo-
sphère dépouillée de toute humidité. Le voici : La
peau de cet homme était brûlante, sa langue était cou-
verte d'un enduit jaunâtre fort épais, les muqueuses
de la bouche, de la gorge, du nez étaient le siége
d'une forte inflammation ; le contact de l'air, qui nous
semblait brûlant, devait lui paraître froid ; l'air qu'il
respirait rafraîchissait momentanément sa langue et
son palais ; en proie à une préoccupation unique, il
devait confondre cette sensation de fraîcheur avec
celle que lui eût fait éprouver une gorgée d'eau.

Nous avons vu James Richardson être frappé de
la netteté des impressions qu'il recevait du ragle. Ces
perceptions fausses ont une vérité pareille à celle de
nos rêves ; elles sont si distinctes que nous les rapportons à nos sens ; si subtiles que nous saisissons
les moindres détails, les plus fugitives apparences

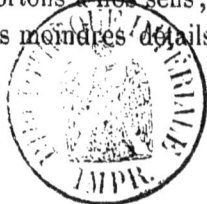

2

des objets créés par notre imagination. C'est ainsi
que, marchant une nuit au milieu d'une vaste plaine,
il me semblait côtoyer de hautes montagnes; à ma
gauche, à une profondeur immense, je voyais se dérouler une riche vallée; sur les bords d'un ruisseau
coulant au milieu de cette vallée, je voyais un champ
de trèfle, je comptais les folioles de ce trèfle imagi-
naire, je distinguais même les étamines de ces fleurs;
mais là commençait le rêve, le ragle faisait place au
sommeil.

Les sens cependant perdent en clairvoyance tout
ce que gagne l'imagination. L'œil, par exemple,
quoique ouvert, ne voit plus ou presque plus, et les
plus grands efforts ne suffisent pas toujours à faire
apercevoir l'objet le plus rapproché. Une nuit, je
voyageais sans domestiques et accompagné d'un seul
guide, sur une route très-fréquentée et très-appa-
rente; le guide se tenait à quelques pas en arrière de
moi; j'étais en proie au ragle. « Tu n'es plus dans la
route, me cria tout à coup mon guide; appuie à
gauche. » J'appuyai à gauche et coupai la route sans
la voir; rappelé de nouveau, je pris à droite et coupai encore la route sans la voir davantage. « Je ne
vois plus le sol, dis-je alors à mon guide; passe devant, je te suivrai sans peine. » Lui-même était bientôt
le jouet des mêmes aberrations, et devait descendre
de son dromadaire pour chercher la route avec ses
pieds et ses mains, à défaut de ses yeux.

Les sens sont émoussés, l'imagination folle; la raison cependant, toujours en éveil, n'est pas trompée
par les jeux de la fantaisie. On voit un palais, on en

compte les fenêtres; mais on sait à merveille qu'il n'y a point là de palais. C'est en vain pourtant qu'on se roidit pour ne point le voir; les plus beaux raisonnements n'y font rien. On sait qu'il n'existe pas, on agit comme s'il n'existait pas, mais on le voit toujours, à moins qu'on ne vienne à penser à autre chose ou que l'imagination ne fasse du palais une forteresse ou une ville.

Au milieu du ragle, j'ai déclamé des vers ou psalmodié le Coran sans me tromper d'une syllabe, j'ai soutenu des conversations très-longues sans le moindre embarras, comme aussi sans le moindre soulagement; j'ai essayé de résoudre des problèmes de mathématiques, et j'y ai réussi; j'ai fait mieux : dans mon dernier voyage, pendant que le ragle m'obsédait, je tirai de ma poche un petit carnet, et comme j'écris facilement à dromadaire, je m'amusai à noter sur ce carnet toutes les impressions que je recevais du ragle. Ce qu'il y a d'assez remarquable, c'est que j'en étais réduit à écrire à tâtons; je ne voyais le carnet que par intervalles, il prenait presque constamment à mes yeux l'apparence d'un grand album couvert de très-beaux dessins. Je relus le lendemain mes notes de la nuit; leur rédaction témoignait de la parfaite lucidité qui y avait présidé.

Lorsqu'on parcourt une route sur laquelle on sait qu'il n'existe pas de forêts, on peut donc, par l'effet du ragle, s'en voir entouré, sans que la raison s'y trompe un seul instant; mais si l'on parcourt une route inconnue, on peut fort bien ajouter foi à des impressions contre la fausseté desquelles on n'est point prémuni à l'avance, croire, par exemple, qu'il existe un fossé là où l'on en voit un.

On peut enfin connaître bien la route, l'avoir suivie mille fois, et cette route étant bien frayée, ne pas la voir où elle est et la voir distinctement où elle n'est pas, et tout en ne dormant pas, tout en chantant, en causant, s'égarer complétement dans le désert.

Cette observation servira à résoudre une question de médecine légale qui peut à chaque instant être portée devant un conseil de guerre. Voici cette question : Un guide qui ne peut prétexter son ignorance et qui ne dormait point, a égaré de nuit la colonne qu'il devait conduire ; peut-on, sur ce seul fait, le déclarer coupable de trahison ? Non évidemment ; car il pouvait être sous l'influence du ragle. La chose n'a rien d'improbable si ce guide est un paysan fatigué des travaux de la journée, requis le soir sans avoir eu le temps de souper, peu habitué au cheval et très-effrayé des menaces qu'on lui a faites.

L'erreur des militaires consiste à croire qu'il suffit que le guide ne dorme pas ; il faudrait s'assurer aussi qu'il n'est pas soumis au ragle, le questionner à ce sujet s'il inspire de la confiance, et s'il ragle fortement, agir en conséquence.

On saura qu'un homme ragle, si on le voit étendre les bras en avant comme pour écarter un obstacle, écarquiller les yeux, chanceler sur sa selle, agir sur la bride sans motif apparent, ou s'il est à pied, marcher comme un homme ivre et se détourner pour éviter des objets imaginaires.

C'est sur les étoiles que les Arabes se guident presque toujours quand ils voyagent de nuit dans le désert; les étoiles ne trompent jamais ceux qui subissent le ragle; d'ailleurs, toute la caravane a reconnu de suite l'étoile choisie par le guide, et s'il venait à s'endormir, elle ne sortirait pas pour cela du bon chemin.

Les Arabes, qui prennent habituellement peu de sommeil et sont brisés à toutes les fatigues du désert, souffrent moins que nous du ragle, mais ils en souffrent aussi. Leur manière de vivre si misérable est ce qui les y expose surtout; le Bédouin ne mange pas tous les jours.

Le ragle se produit surtout entre minuit et six ou sept heures du matin, il disparait habituellement pendant le jour; le ragle de jour est affreux, parce qu'il ne se montre jamais que si la fatigue est excessive.

Le ragle se manifeste ordinairement par accès, dont la moindre durée est de quelques minutes.

Le ragle continu constituerait l'hallucination des délirants, comme le rêve continu constitue l'illusion des maniaques.

L'accès commence subitement, sans qu'on puisse s'en défendre; il cesse tout d'un coup, presque toujours sans cause appréciable. Au début, quelques distractions, des lotions d'eau fraîche, etc., peuvent mettre fin à un accès de ragle. On obtient quelquefois ce résultat en fixant les étoiles; le café peut être employé avec avantage, mais la fatigue générale et l'irritation nerveuse en sont accrues, et le seul véritable remède que je connaisse au ragle, c'est le sommeil;

un sommeil de quelques minutes procure un soulagement considérable.

Mais il arrive souvent que l'irritation nerveuse
rende le sommeil impossible; cela m'est arrivé une
fois en Égypte. Il faut, dans ce cas, avoir recours
aux bains.

Il me serait difficile de dire si le ragle repose; il
est positif que certains animaux ne connaissent que
le demi-sommeil, et que des fous peuvent passer
plusieurs mois sans dormir.

Le ragle précède le sommeil de l'homme et en
marque la fin; c'est pendant cet état de somnolence
que des esprits crédules ou timorés aperçoivent des
fantômes, entendent des voix mystérieuses; la fai-
blesse d'esprit, ordinaire à ceux qui éprouvent ces
hallucinations, fait quelquefois passer à l'état de
maladie mentale des aberrations passagères chez
d'autres. Dans un livre relatif à l'emploi du hachich
(*canabis indica*), le docteur Moreau, de Tours, a
expliqué ces phénomènes mieux que je ne saurais le
faire.

Le ragle se présente souvent aussi dans le cours du
sommeil; un bruit soudain, un choc, la piqûre d'un
insecte peuvent en provoquer l'apparition; c'est alors
que la raison réagissant contre les impressions du
rêve, nous rappelle que nous dormons et que ce
qui nous préoccupe ou nous apparaît n'a point
d'existence réelle. Nous gardons au réveil le souvenir
des rêves que le ragle est ainsi venu interrompre,
nous perdons tout souvenir des autres; c'est ainsi
que le somnambule ignore les actes qu'il a accomplis

dans le sommeil. Le ragle et le sommeil sont, du reste, assez souvent difficiles à distinguer l'un de l'autre ; il arrive un moment où ils se confondent, ce moment est celui où s'accomplit le passage de l'un à l'autre de ces états.

Le ragle présente le plus grand rapport avec l'ivresse produite par les boissons alcooliques, avec celles dues à l'usage de l'opium, du hachich, du cati, du safran, de l'ambre gris, de la belladone, de l'éther, etc., avec le délire de la fièvre et les hallucinations de quelques fous. C'est une espèce bien caractérisée d'un même genre.

Le ragle, l'ivresse, l'hallucination diffèrent du rêve :

1° En ce qu'ils se produisent en dehors du sommeil sans que l'éréthisme normal des organes de la vie animale soit suspendu entièrement, et sans que la raison perde entièrement sa puissance ;

2° En ce qu'ils procèdent toujours directement de la sensation confuse de quelque objet, en un mot d'un rudiment réel, tandis que le rêve prend sa source dans le simple souvenir. Il est vrai que ces souvenirs se présentent à l'esprit par suite d'un enchaînement d'idées, dont la première est née de quelque sensation qui a précédé le sommeil ; mais il n'y a aucun rapport entre cette sensation et le rêve.

La vision du ragle diffère de celle du mirage en ce que dans ce dernier phénomène ce que l'on voit existe réellement ; ainsi, si l'on croit voir de l'eau, c'est qu'il s'est produit réellement l'image d'une surface bleue miroitante et un peu agitée ; notre esprit se trompe seulement en supposant que l'existence de l'eau est inséparable de la production d'une telle image.

LE COMTE D'ESCAYRAC DE LAUTURE.

Au Caire, le 10 janvier 1855.

ACADÉMIE DES SCIENCES.

PHYSIOLOGIE.

RAPPORT

SUR

UN MÉMOIRE DE M. LE COMTE D'ESCAYRAC DE LAUTURE

RELATIF

AU RAGLE OU HALLUCINATION DU DÉSERT.

(Commissaires : MM. Geoffroy-Saint-Hilaire, Milne Edwards, Duméril rapporteur.)

« L'Académie a désigné MM. Isidore Geoffroy, Milne Edwards et moi pour lui faire le Rapport que nous venons lui soumettre sur un Mémoire de physiologie qui lui a été adressé par M. le comte d'Escayrac de Lauture, actuellement au Caire.

» L'auteur y décrit avec beaucoup de détails une affection nerveuse singulière, qu'il a éprouvée lui-même et qui se reproduit souvent en Afrique, dans certaines circonstances, avec des caractères propres à la faire distinguer de quelques autres erreurs de l'imagination auxquelles l'homme est sujet.

» C'est un état extraordinaire de l'intelligence, une sorte
de rêvasserie éveillée, qui donne lieu à des perceptions illu-
soires et à des effets si bizarres, que l'auteur a cru devoir
désigner cette agitation particulière de l'esprit sous le nom
de *ragle*, expression qu'il a empruntée et traduite littéra-
lement de la langue des peuples arabes, chez lesquels cet
état singulier se manifeste assez souvent et où il est si bien
connu qu'ils emploient ce terme pour l'indiquer, et qu'ils
ont fait dériver de ce mot *ragle* tantôt un verbe actif, tantôt
un participe.

   » Ce Mémoire, dont les détails très-circonstanciés nous
ont offert un véritable intérêt, fait très-bien connaître en
effet une altération spéciale des facultés mentales, qui se
manifeste pendant la veille chez des individus bien portants,
mais à la suite de fatigues sous un climat chaud, quand il
s'y joint la privation prolongée d'un sommeil qu'on se voit
dans la nécessité de combattre.

   » Sans être une véritable maladie, cette affection se présente avec des phénomènes constants assez caractérisés pour
qu'on puisse la considérer comme une altération des facultés mentales, avec des aberrations de la pensée, un peu
différentes de celles que la plupart des médecins les plus dis-
tingués ont fait connaître dans les observations qu'ils ont
publiées sur ce sujet. Ces particularités pourront peut-être
fournir par la suite quelques conjectures nouvelles dans les
interprétations de la psychologie, dont l'étude est si difficile
et si incomplète. Voilà pourquoi vos Commissaires ont cru
devoir entrer ici dans plus de détails que ne le comportait
le court extrait qui a été inséré dans le *Compte rendu* de la
séance du 12 février dernier.

   » Il est évident pour nous que cette affection rentre dans
la catégorie des hallucinations ; car c'est ainsi que l'on dé-
signe les exaltations de la pensée dans les perceptions qu'on

croit éprouver et que l'on n'a pas réellement ressenties. Ce sont des idées fausses qui représentent fictivement à l'esprit des images réelles, avec toutes les qualités des objets et dans tous les détails qui sont propres à les caractériser.

» C'est à l'aide de la mémoire ou du souvenir que nos sens en ont conservé que ces tableaux semblent se recopier de nouveau et font naître une sorte d'impression qui se réalise probablement dans notre conscience. Le plus ordinairement, cet effet est le résultat de la préexistence supposée de causes matérielles, et alors celles-ci semblent se reproduire avec toutes les circonstances habituelles qui les accompagnent et les conséquences qui doivent naturellement en être déduites. Malheureusement l'imagination poursuit ces idées fausses avec avidité, malgré les convictions inverses de la raison ou de l'intelligence qui tend à les combattre, en conservant l'intégrité de ses jugements. On dirait alors que la sensation et le jugement se manifestent chez deux individus bien distincts.

» Quelques perceptions de l'un ou de plusieurs de nos sens sont ordinairement la cause première, ou deviennent le point de départ de ces écarts de l'imagination, qui n'a éprouvé que très-incomplétement les sensations supposées ; cependant celles-ci persistent avec tous leurs attributs réels. Ce sont des rêvasseries raisonnées, même dans l'état de veille, ou lorsque tous les sens peuvent recevoir d'ailleurs les redressements que les impressions fausses semblent y avoir déterminées. Elles diffèrent en cela du somnambulisme, état dans lequel les individus sont véritablement dans le sommeil et souvent privés de l'intégrité de l'un ou de plusieurs de leurs sens.

» D'autres altérations passagères du jugement sont analogues à l'affection que M. d'Escayrac fait connaître ; elles ont avec elle les plus grands rapports, mais on en a reconnu les causes. Telles sont quelques inflammations, les fièvres dites cérébrales, et après l'abus des liqueurs alcooliques, l'ivresse et le *delirium tremens*. On remarque alors une activité extrême, une susceptibilité exagérée des organes des sens, une grande mobilité de l'imagination et de la pensée qui produisent des illusions chimériques. On sait que des effets semblables sont produits par l'administration intérieure de certaines substances : l'opium, la jusquiame, la belladona, le hachisch, etc. Il en est quelquefois de même pendant l'insensibilité qui suit les inhalations du chloroforme et de l'éther.

» L'auteur de ce Mémoire n'est pas médecin ; c'est un voyageur très-instruit, qui s'est montré fort capable et très-bon juge dans ce sujet important. C'est un logicien dont l'esprit méditatif a pénétré dans tous les détails des faits nombreux qu'il a pu recueillir dans les périlleuses investigations auxquelles il s'est livré, en observant les climats de l'Afrique boréale sous tous les rapports météorologiques et en faisant connaître le commerce, les mœurs et les préjugés des Arabes, avec lesquels il a vécu, ainsi qu'avec les Musulmans et les noirs colonisés. On trouve tous ces détails dans un ouvrage très-important et fort remarquable par sa diction, gros volume in-8°, qu'il a publié sous le titre du *Désert et le Soudan*.

» C'est dans ce livre que M. d'Escayrac avait consigné la première observation faite sur lui-même de l'affection qui fait le sujet du Mémoire actuel et dont nous croyons devoir transcrire ici l'un des alinéa (p. 619) :

« J'ai souvent souffert de la privation de sommeil, qui
» est la plus cruelle de toutes ; peu à peu je sentais le trouble
» se mettre dans mes idées : c'est en vain que je parlais
» avec mes guides, que je chantais, que je descendais pour
» marcher un peu, que je m'aspergeais le visage d'eau

» fraîche ; il me semblait bientôt que l'horizon s'élevait au-
» tour de moi comme une muraille ; le ciel formait à mes
» yeux la voûte immense d'une salle fermée de tous côtés,
» les étoiles n'étaient plus que des milliers de lampes et de
» lustres destinés à éclairer cette salle ; puis mes yeux se fer-
» maient, ma tête se penchait, et, tout d'un coup, sentant
» que je perdais l'équilibre, je me rattrapais à ma selle,
» et je cherchais , en chantant, à écarter de nouveau l'en-
» nemi qui m'assiégeait sans cesse. Bientôt ma voix perdait
» de sa force, je bégayais et je retombais dans mon premier
» état, dont une nouvelle perte d'équilibre me tirait
» encore. »

» Les Européens ont peu d'occasions d'observer le *ragle*.
Il n'a guère été connu que par des soldats et dans des circonstances rares, comme pendant les marches de nuit ou les
veilles prolongées en temps de siége et le *qui-vive* perpétuel quand les campements sont menacés ou insultés par un
ennemi insaisissable ; mais, dit l'auteur, les soldats n'écrivent guère leurs impressions.

» Lorsque M. d'Escayrac voyageait dans le Bélad-el-
Soudan, il lui arriva plus d'une fois de faire, en une traite,
un voyage de cinq journées de marche ordinaire et d'y employer de suite trois nuits et deux journées. La fatigue causée par une si longue privation de sommeil produisait alors
toutes les hallucinations du ragle. Il n'avait pas songé à revenir sur la description exacte, incomplète il est vrai, que
nous venons de transcrire ; mais, après avoir éprouvé ré-
cemment les mêmes phénomènes, il a cru devoir les retracer
avec plus de détails. Cette fois , il se trouvait dans des circonstances physiologiques particulières , il venait d'être malade ; encore convalescent, il se trouva dans l'obligation de
faire, sur un dromadaire, un voyage de trente lieues ; il
n'avait pas emporté de vivres et il ne put en trouver en

route ; obligé, en outre, de passer deux nuits sans sommeil,
le *ragle* se développa dans toute son intensité pendant une
grande partie de la seconde nuit.

» Voici, en abrégé, quelques-uns de ces phénomènes. Les
sens sont émoussés, les perceptions confuses ; c'est le point
de départ des constructions de la fantaisie et de l'enchaînement des idées qui suivent la pente des préoccupations du
moment. Les aberrations commencent par l'un des sens , le
plus fréquemment c'est celui de la vue : tel est le redressement des surfaces horizontales comme si des treillis s'éle-
vaient sur les côtés de la route ; l'horizon devient une mer
ou une cuve immense ; une partie du ciel se transforme en
une longue bande de gaze. Le cas peut se présenter pour
l'ouïe ; de là toutes sortes d'illusions qui se suivent et se
succèdent.

» A la suite de sa propre expérience, l'auteur cite quelques exemples de cas qui ont été observés et parfaitement
relatés par un archéologue très-érudit, par un habile paysagiste et par un médecin distingué qui lui ont communiqué
leurs sensations, et surtout celles d'un des plus récents
martyrs de la science, James Richardon qui s'était perdu
dans le désert, et celle d'un noir qui s'y était égaré et y
resta complétement abandonné pendant soixante heures.

» Nous terminons ce Rapport en déclarant que M. d'Escayrac de Lauture nous paraît mériter les complimens de
l'Académie. »

Les conclusions de ce Rapport sont adoptées.

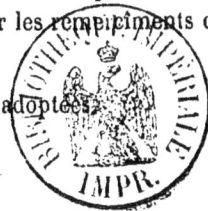

Paris. — Imprimé par E. THUNOT ET Cⁱᵉ, 26 , rue Racine.

www.ingramcontent.com/pod-product-compliance
Lightning Source LLC
Chambersburg PA
CBHW070743210326
41520CB00016B/4559